JN035315

はじめに

　２０２０年６月１０日から２４日まで、長周新聞に「生存権を奪うな　５Ｇストップを訴える電磁波過敏症患者たち」を７回連載した（４頁参照）。その際、多くの電磁波過敏症（EHS）の人たちから次のような言葉を聞いた。「私たちは電磁放射線の危険性を身をもって知っている。だから５Ｇ（第５世代移動通信システム）が始まってもその避け方がわかる。だけど、知らない多くの人たちは無防備に被曝するのではないか。特に、子どもたちが心配だ」と。

　そのため、本書を企画した。EHS の人たちの訴え（長周新聞の記事）を知らせるとともに、彼らの行っている「電磁放射線から身を守る方法」を広く知らせたいと思ったからだ。

　１０年以上前、基地局周辺で起きている電磁放射線公害を目の当たりにしたとき、「私たちは茹でガエルだ」と思った。じわじわと強くなる電磁放射線にその危険性も知らされず「茹で上げられているカエルそのものだ」と。

　しかし、最近は１００階建のビルの屋上から落下し、６０階ぐらいを落下しているにも関わらず、人々は電磁放射線の危険性を知ろうともせず、「まだ墜落していないから大丈夫」と、スマホで動画を見ながら加速度的に地面に向かっているに等しい状況ではないかと。

　ここに掲載した EHS の人たちがとっている「電磁放射線から身を守る方法」は、落下している私たちに差し伸べられた「希望の手」のようなものだ。その手を掴んで落下から免れてほしい。彼らのとっている電磁放射線対策を「転ばぬ先の杖」として役立ててほしい。本書の姉妹版である『５Ｇから身を守る』も併せて読んでいただければ幸いだ。

　　2020 年１０月１６日

　　　　　　　　　　　　　　　　　　　占庄弘枝

―目 次―

知ることは力です

※表記について

「電磁波過敏症」(Electromagnetic Hyper Sensitivity) は「EHS」と、
「化学物質過敏症」(Multiple Chemical Sensitivity) は「MCS」と略表記
します。
なお、会の名前などの固有名詞に「CS」「ES」が使われている場合は、そ
のまま表記します。

※注

本冊子に掲載した電磁放射線対策は、あくまでも 12 人の方が行っているそ
れです。ご自身の判断で参考にしてください。

連載記事（全7回）
「生存権を奪うな　5Gストップを訴える電磁波過敏症患者たち」

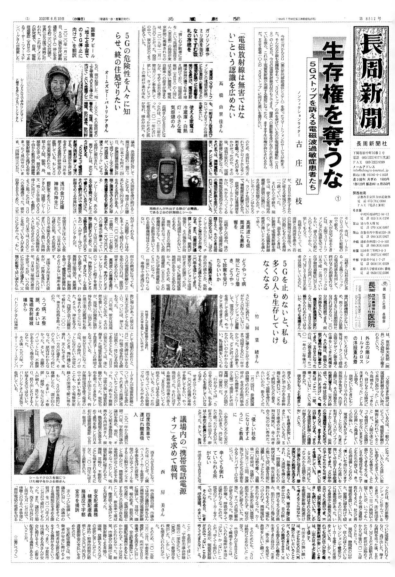

（長周新聞　2020年6月10日付）

1章

電磁放射線の有害性を訴える

1-1　5Gを止めないと、私も多くの人も生存していけなくなる
竹田菜緒さん

■どうやって病院にたどり着き、診察を受けたらいいのか

「私は難病を患い、全身の骨の痛みとか、気絶するような痛みとともに２０年を過ごしてきた。東京のマンションでほぼ寝たきり状態だったが、当時、近くに携帯電話基地局があることを知らなかった。そのため、電磁波過敏症（EHS）とのちに化学物質過敏症（MCS）になった。

自室にいられなくなり、車椅子で夜逃げのように山中に逃れた。９割がた人の住んでいないリゾートマンションに避難して、電気のブレーカーを落として生活し、やっとここまで生きてきた。電車に乗ることができるまで回復するのに１年半かかった。

５Gが始まったら、どこに行って生きたらいいのかわからない。私は難病をいくつも抱えているが、EHSのためにWi-Fiのある新幹線にも乗れない。どうやって病院にたどり着き、どうやって診察を受けたらいいのか。教えてください」

２０２０年１月２４日、参議院議員会館で行われた「５G停止」を求める院内集会（いのち環境ネットワーク主催）で発言した竹田菜緒（仮名）さんの話の内容（要旨）だ。

「行かなくては」「５Gを止めないと、私も多くの人も生存していけなくなる」

せき立てられるように、７０代の母親に車椅子を押してもらい、やっとたどり着いた会場での発言だった。それに対する総務省担当者の答えは、「EHSについても病名としてはあると認識している。どういった作用でなっていくのか明確でないところがあるので、引き続き研究していきたい」というもの。

EHS 患者のおかれた深刻な現実に、全く向き合う気のない
答弁だった。

■「優しい社会になりますように」と教員に
　小学生のころから友だちが大好きで、ともに笑ったり歌った
りするのが大好きだった竹田さん。夢は小学校の教員になるこ
とだった。そして、教員になった。
　「いろいろな悲しい思いを抱えて生きている人たちに心を寄
せて、ふと温かくできるような、優しさや感受性をもった子ど
もたちが育てば、きっと社会は優しくなれる」「優しい社会に
なりますように」。そんな思いを抱いて竹田さんは学級経営を
してきた。どの学年の子どもたちも可愛くて、大好きで、楽し
い日々を過ごしていた。
　ところが、３０代に入ったころから体調不良や体の痛みに悩
まされ、膠原病などの難病を抱えることに。休職を余儀なくさ
れ、入退院を繰り返す。一時復職したものの病状は重く、彼女
は断腸の思いで４０歳を目前に退職した。
　子どもたちへの思いは絶ち難く、退職後１０年間は、体調
のいい日に月２〜３回、放課後に子どもたちの学習をみるアド
バイザーの仕事についた。

■辛くても倒れていられる所がない
　竹田さんが EHS になったのは、東京の新築マンションに住
んでいるときだった。床に布団を敷いて１日２０時間以上寝て
いたが、いつでもヘルパーさんや親と連絡がとれるように、枕
元に携帯電話を置いていた。
　また、窓側に頭を向けて寝ていたが、その６０メートル先に
は基地局があった。いつも身体中に紫色の内出血のような痣が
でき、不眠や「脳の落ち着きのなさ」も続いていた。しかし、
当時はそれらの症状を電磁放射線と関連付けて考えることはな

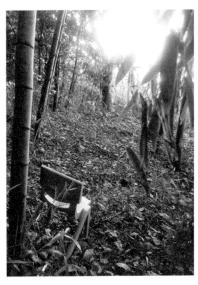
竹田さんが電磁放射線から逃れ、1日の大半を過ごしていた竹やぶ

かった。

その後、背中や腰に湿疹が広がり、目の眩しさ、焼けるような目の痛み、肌のヒリヒリ感に見舞われるように。電気もつけられず、携帯電話も見られなくなった。カーテンを閉めた暗い部屋で原因もわからず、寝ながら必死に耐えていた。次第に、すべての電化製品が使えなくなった。顔や肌が痛く、呼吸が辛くて近寄れなくなったのだ。電気のブレーカーをすべて切った。

　そんなある日、吐き気、呼吸困難、めまいでついに部屋にいられなくなり、逃げ出した。さまざまな病院を巡った後、EHS・MCSだと診断されたのは、症状が出始めてから8年後の2018年のことだった。

　現在は、静岡県の山中で、住人のほとんどいないマンションで電気のブレーカーを落とした生活をしている。しかし、それでも他の住人が使う電磁放射線が苦しいときは、山中の竹やぶに避難して過ごす。

　竹田さんの強い願いは、子どもたちの元へ再び戻りたいということだ。そのときには、いくつもの難病やEHS・MCSを抱えながら懸命に生きてきた自分の「生き方」「後ろ姿」を見せて教育をしたいと願っている。

　そのためにも、「5Gは絶対に止めないと」と言う。竹田さんがEHSになって痛感することは、「いられる場所が本当に『少ない』か『ない』」ことだ。「辛くても倒れていられる所が、電磁放射線だらけで『ない』ことが怖くてたまらない」と。

★竹田菜緒さんに学ぶ電磁放射線から身を守る方法

○政府関係者に直接、電磁波過敏症患者の思い・窮状を訴える。
「5Gを止めたい」という強い気持ちで行動を起こす。
車椅子を母親に押してもらっても集会に参加する。

○「職場に復帰したい」という願いをもち続ける。
難病やEHS・MCSを抱えながら懸命に生きてきた自分の「生き方」「後ろ姿」を見せて教育をしたいという思いを諦めない。
「復帰したい」という強い思いが職場の電磁放射線環境改善につながることを期待する。

○居住地が苦しくなったときは、我慢に我慢を重ねないで、いったん、その空間から避難する。

★竹田菜緒さんが行なっている電磁放射線対策

○山中のマンションで1日の大半、ブレーカーを落として生活。
他人の使う電磁放射線が苦しいときは、竹藪に避難する。
○日の出に起床、日の入りに就寝する生活をする。

○温泉に頻繁に入浴することで過敏症の症状を和らげる。

○無農薬の食べ物を食べ、オーガニックコットンの衣類を身につける。

○逃げ出したマンションに電磁放射線対策を施す。
シールドクロスのカーテンを垂らし、ステンレスの網戸・アルミの網戸で外からの電磁放射線を防ぐ。

1－2 「電磁放射線は無害ではない」という認識を広めたい
高橋由里佳さん

■ガソリン車やミリ波を浴びないですむ改札の存続を

　「苦しむ少数者に目を」という高橋由里佳さん（東京都）の投書が東京新聞に掲載されたのは、２０１９年１２月１９日のことだった。投書の中で、彼女は次のように訴えていた。

　「高周波（スマートフォンなどの電磁放射線）にも低周波（家電などの電磁放射線）にも影響を受ける身だが、電磁放射線は公共の場でも年々増え続けており、電磁波過敏症（EHS）の人間には大変辛い環境だ。電気自動車への動きが強まるなか、せめて公共の乗り物はガソリン車を残して欲しいし、タッチレスゲートの検討が進む改札も、一部はミリ波を浴びないですむタイプの存続を望みたい」（１４頁参照）。

■使える家電は冷蔵庫・白熱灯・小さな電気炬燵のみ

　高橋さんがEHSになったのは、２０１３年だった。２０１１年に古い化粧品を使ったために肌が荒れ、痛みが出た。そのため、皮膚科で処方されたステロイドホルモン剤を塗った。それがきっかけだったのか、その後、体質が変わり、電磁放射線に敏感になった。それまでは、携帯電話も使い、テレビも見ていたが、EHSが悪化するたびに使える家電がひとつ一つ減っていった。

　それから７年経ち、現在では、使える家電は冷蔵庫と照明（白熱灯）、小さな電気炬燵のみだ。テレビやパソコンはもちろん、ラジオも聴けないので、情報源は新聞のみだ。

　自宅の窓には高周波を防ぐシールドカーテンをかけ、外から入ってくる携帯電話基地局などからの電磁放射線を室内に入れないようにしている。そして、夜は、シールドクロスで作られ

た蚊帳の中で眠る。

　友人が自宅に来るときには、玄関でスマートフォンなどの電源を切ってもらい、備え付けの箱に入れてもらってから、入室してもらう。

　高橋さんにとって、低周波と高周波を測る2台の計測器は必需品で、外出の際にもそれらを携帯する。道を歩くときは、計測器で電磁放射線を測り、少しでも電磁放射線密度の薄いところを選んで歩く。

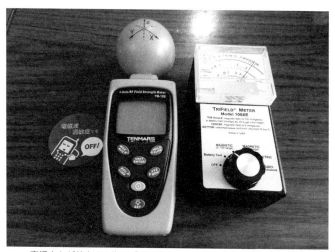

高橋さんが外出する際の「必需品」である2台の計測器とバッジ
（電磁波過敏症であるため、携帯電話の電源オフをお願いする）

■高周波にも低周波にも悪影響を

　高橋さんの場合、体の許容を超えて高周波に曝露すると、そのときは何の反応もないが、しばらくしてからヒリヒリ、チクチクと背中などが痛くなる。

　また、低周波に曝露したときには、筋肉が強張り、その強張りが何日も何週間もとれないこともある。

　現在、EHSの専門的な診断を行なっている医療機関は少なく、EHSという診断書を書いてくれる医療機関はほとんどない。高橋さんは杉並区にある「そよ風クリニック」の電話相談を利用して、病状などの相談を行なっている。

同クリニックは日本で唯一と言っていい化学物質過敏症（MCS）・EHSの専門クリニックだ。MCS・EHSの患者は急増しているのに、専門医療機関が少ないため、同クリニックの診察を受けるには長期間待たなければならない。３０分の電話相談でさえ、何カ月待ちという。

　電磁放射線環境が変わらない限り、EHSの改善がみられるわけではないが、それでも高橋さんは、宮田幹夫医師（院長）との会話で心が癒されるという。

■外出の際はシールドクロスの洋服を重ね着

　若いころはOL、その後はフリーランスで商品企画のデザイン画を描く仕事をしてきた高橋さん。その後は、母親と父親の看病や介護に専念してきた。EHSになったのは、父親を看取った２０１１年の２年後だった。

　「父母の生きた時代は電磁放射線が少ない時代で本当に良かった」という高橋さん。「できたら、自分もそんな時代に生まれたかった」としみじみ語る。

　自宅にいるときにもシールドクロスで作られた洋服が手放せず、外出する際には、その洋服を３枚重ね着する。３月の時点で、「今年は３回くらい外出しただけ」と。電車には「ここ１、２年、乗っていない」という高橋さんだ。

　彼女がもっとも懸念しているのは、「一般の人にとって、電磁放射線が無害に思われていること」だ。「人間の体にとって有害だという認識がなく、知らないままに５Ｇの世界へと発達していくのが怖い」と。

　電車の改札がタッチレスゲートになり、たまに利用するバスがハイブリッドカーになれば、公共の交通機関さえも利用できなくなり、ますます外出が難しくなる。「さらなる電磁放射線への曝露が増える５Ｇには断固反対」と言う高橋さんだ。

★高橋由里佳さんに学ぶ電磁放射線から身を守る方法

○新聞などに積極的に意見を投稿する（１４頁参照）。

　電磁波過敏症患者の存在を広く知らせ、その置かれた現実、窮状を広く知ってもらう。

　社会に対して EHS 患者に対する配慮（全てを電気自動車にしない、ミリ波を浴びないで済む改札を残す）を求める。

○「電磁放射線は無害ではない」という認識を自らの体験から、機会を捉えて広く知らせる。

○電磁放射線や EHS についての本や会報などから、常に新しい情報を得るようにする。

○専門家との電話相談を利用して、病状などの相談を行う。

★高橋由里佳さんが行なっている電磁放射線対策

○自宅に来る人には、携帯電話の電源は必ず切ってもらう。

○外出する際には、必ず計測器を持参する。

　より電磁放射線密度の薄い場所を探して歩く。

　喫茶店などで、より電磁放射線密度の薄い席を探して座る。

○バスなどの車内で、あまりにも近くでケータイ・スマホを操作している人には、「すみません、私、これなので」と言って、バッジ（電磁波過敏症です。携帯電話などの電源 OFF ！）を見せる。

○自宅の窓にシールドクロスのカーテンをかける。

　外からの電磁放射線が室内に入る量を低減させる。

○夜はシールドクロスで作られた蚊帳の中で眠る。

○シールドクロスの洋服で体を電磁放射線から防御する。

　室内にいるときも着用。外出する際には、シールドクロスの洋服（Ｔシャツやパーカー）を３枚重ね着する。

苦しむ少数者に目を

無職　高橋由里佳　57
（東京都目黒区）

ミラー

私は約六年前から電磁波過敏症になり、携帯電話やパソコンはもちろん、家電製品でも使えないものがたくさんあります。

自分の体の許容範囲を超えて電磁波に当たってしまうと、筋肉の不快感や、背中などに刺激痛が出て、体調が悪くなり、日がたってもなかなか治らないことが多いのです。悪化しても効果的な薬はなく、栄養を取って、なるべく電磁波に当たらないように家で養生するほかはありません。

電磁波は、通信・非接触ICカード等の高周波と、家電やモーター・送電線等の低周波に大別されます。通信技術の高度化と範囲の拡大、スマートメーターやハイブリッドカーの普及などによって、電磁波は高周波も低周波も生活空間にあふれ、人々が利用する公共の場でも年々増えています。

私は両方の電磁波に弱く、電磁波過敏症の人間には、大変つらい環境です。電車よりバスの方が電磁波が少なく、体調が良い時は外出にバスを利用していましたが、ハイブリッドになってしまったら

ガソリン車より、ずっと電磁波が強くなり、もう乗れません。

この先、電気自動車への動きが強まる中で、せめてバスやタクシー等公共の乗り物はガソリン車を残してほしいし、タッチレスゲートの検討が進む改札も、一部はミリ波を浴びないで済むタイプの存続を望みたいです。

電磁波過敏症以外にも、見えない被害はたくさんあります。一般の人だけを基準に全てを変えてしまうのではなく、社会が便利になる一方で、不安な日々を送る人がいることに目を向けていただきたいと思います。

（出典：東京新聞　2019年12月19日付）

2章

予防原則が重視される社会を

2-1　5Gの危険性を人々に知らせ、終の
　　　　住処を守りたい
　　　　　　　　オームズビー・パトリシアさん

■国際アピール「地上と宇宙での5G停止に向けて」を翻訳

　2020年1月25日、5G（第5世代移動通信システム）停止を求める約260の抗議が、世界35カ国で同時に行われた。これはアメリカの研究者で、自身、電磁波過敏症（EHS）であるアーサー・ファーステンバーグさんが提案したもの。彼が起草した「地上と宇宙での5G停止に向けて」という国際アピール文と、その賛同者の署名を、国連、世界保健機関、欧州連合、欧州評議会、各国政府に対して提出する運動の一環だった。日本でも同月24日、参議院議員会館に於いて同アピール文と署名が、市民団体「いのち環境ネットワーク」によって政府に提出された。

　同アピールは、次のように訴える。

　「5Gによって電磁放射線の照射が著しく増大する。高周波が生命に害をきたすことは1万件を超える査読付研究論文が証明している。もし5Gが完全実施されたら、地球上の人間、動物、鳥、植物の全てが、現在の数十倍から数百倍の無線電磁放射線から逃げる術をまったく見出せないまま、24時間365日、その照射を受け続けることになる。地球上の生態系にも恒久的なダメージを与える恐れがある。人類と環境を守るために早急な措置を取る必要がある」

　アピール文は、あらゆる文献を調べ尽くした上で書かれているだけに、それを読むだけで電磁放射線をめぐる世界的な状況がよくわかる。

　この国際アピールは今もネット上で続けられており、2020年5月21日現在、217の国と地域から、

２８万６０８８の署名が集まっている。アピールは３０カ国語に翻訳されており、日本語を担当した３人のうちの一人がオームズビー・パトリシアさんだ。

■浅川金刀比羅神社の神主に

翻訳家であるパトリシアさんが、国際アピール文「地上と宇宙での５G停止に向けて」を翻訳しようと思ったのは、５Gへの危機感だった。彼女自身EHSであり、３５年間日本に住んでいる彼女にとって、日本は大事な終の住処。その住処が５Gで汚染されるのを防ぎたいという思いと同時に、広く、５Gの危険性を人々に知らせたかったからだ。日本では、５Gのことを知っている人があまりに少なかった。「もし、何かの病気になっても、５Gの電磁放射線のことを知らなければ、原因が突き止められない」と。

高周波への被曝を避けるために、手作りしたオシャレなシールドクロスのマントと帽子を着用し、汚染がひどいところでは、さらにベールを頭から垂らす。そして、計測器は必需品だ。長期滞在する場所では、計測器を使って電磁放射線汚染のより少ない場所を探す。

米国ユタ州生まれの彼女が、「世界を見たい」と旅に出たのは１９８４年。

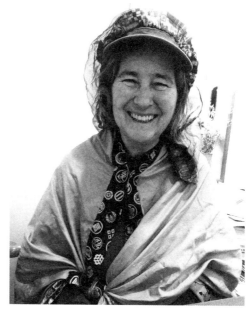

シールドクロスで手作りしたマントと帽子を身につけるパトリシアさん

日本は２年間の滞在予定だったが、いつの間にか３５年が過ぎた。父親の影響で幼い頃から仏教に関心があった彼女は日本の文化がとても気に入り、ついには、神主にもなった。

３０年前、彼女は高尾山の近くに住み、その自然を愛していた。ところが、高尾山の開発計画が持ちあがり、山頂にあった浅川金刀比羅神社も取り壊されることになった。そこで、神社を守ろうと、四国の金刀比羅宮で修行をし、２００１年、神主の資格を取ったのだ。

■「うつ病」「不整脈」「めまい」は電磁放射線被曝から

パトリシアさんは神主として毎朝のお祈りと、月に一度の禊（みそぎ）は欠かさない。行場で滝を浴びる禊は自然と一体になる時間であるとともに、EHS の彼女にとっては、体に溜まった電磁放射線を流す貴重なアースの時間ともなっている。

彼女が EHS になったのは、大学時代、パイロットになりたいと空軍に入ったとき。飛行機にも乗れ、友人もできて、楽しい１カ月が過ぎた。そのころ、彼女はうつ病になった。原因はわからなかった。そして、念願のパイロットには「不整脈がある」という理由でなれなかった。

その後１９９６年、アーサー・ファーステンバーグさんが電磁放射線について書いた記事を読んで、それまで不思議に思っていたことに合点がいった。「うつ病」も「不整脈」も空軍の強い電磁放射線のせいだった。電気毛布を使ったとき急に「アレルギーがでた」ことも、皆が携帯電話を使う電車の中で「めまい」を起こしたことも、全て電磁放射線との関連で腑に落ちた。

もし、５G が本格的に稼働したら、「頭が回らない」「めまい」「不整脈」「動悸」などになる人が増え、急にキレたり、怒り出したりする人が増えるのではないか。パトリシアさんは本気で危惧している。

★パトリシアさんに学ぶ電磁放射線から身を守る方法

○「5G停止に向けた国際的な動き」を翻訳して知らせる。
　電磁放射線に関する情報が日本は他の国に比べて極端に少ない。語学力を活かして、貴重な情報を日本語で伝える。

○シールドクロスでマントや帽子などを手作りする。
　クロスを海外から購入し、違和感のないオシャレなデザインの防御服・帽子・マント・ベールなどを自分で作る。

○簡易計測器を常に持参する。
　長時間滞在する場所（空港・ホテルなど）では電磁放射線密度の低い場所を探して、そこに身を置く。無駄な電磁放射線被曝を避ける。

★パトリシアさんが行っている電磁放射線対策

○月に一度の「禊（みそぎ）」で滝行をする。
　滝行をすることで自然と一体になる時間をもつ。電磁放射線を流すアースの時間ともなっている。

○ EFT（Emotional Freedom Techniques 感情自由手法）という「心身のためのタッピング療法」（東洋医学と現代心理学がマッチングした代替医療の一つ）を行う。（EFTで検索）
　電磁放射線に暴露したとき、自分で自分を癒す。

○電磁波過敏症患者の印象を良くするために常に笑顔。
　しかめっ面で苦しい表情は、味方を増やさない。笑顔でEHSのことを広く伝える。

2-2　予防原則が当たり前の世の中に
　　　　　　　　　　東　麻衣子さん

■スマートメーター設置で急激なめまいと圧迫感

　２０１５年１月、大阪府で暮らす東麻衣子さん宅のポストに関西電力から「電気メーター交換」のチラシが入っていた。しかし、「スマートメーター（電気の使用量を無線で送信する電力検針器）」とは書かれていなかったので、彼女は同じアナログメーターへの交換だと思っていた。

　同年２月６日夕方、マンション自宅の玄関を開けて一息ついた瞬間、東さんは平衡感覚が狂い、急激なめまいと圧迫感に襲われ、転倒した。電磁波過敏症（EHS）である彼女は、体感しためまいがEHS特有の症状だと直感した。ドア裏のポストには「スマートメーター設置完了のお知らせ」が入っていた。

　「せっかく早期発見、早期治療でEHSも化学物質過敏症（MCS）も寛解状態になっていたのに」。スマートメーターの出現で一気に体調が悪化した。

　すぐに関西電力に連絡した。すると、「アナログメーターは製造中止で在庫がないので、元に戻せない」という返答だった。しかし、EHSであることや、被曝時の症状を強く訴えたところ、しばらくして連絡が入った。「アナログメーターが１つだけ見つかった」と。夜９時過ぎ、関西電力が来て２０２３年まで使えるアナログメーターに交換した。しかし、両隣はスマートメーターのままなので症状はおさまらず、翌７日、彼女は息子を連れて実家に避難した。

■「アナログメーターの存続を望む会」を設立

　後日、東さんは両隣を訪問し、事情を話す。彼女の真摯な訴えの結果、理解も得られ、両隣ともアナログメーターに交換し

てもらうことができた。東さん親子が自宅に戻れたのは、避難から１８日後の２月２５日だった。

「将来的にアナログメーターが使えなければ安心して生活できない。声を挙げなければ」と、東さんは「アナログメーターの存続を望む会」を立ち上げる（２４頁参照）。さっそく署名活動を開始した。要求項目は、「アナログ式電気メーターの提供を継続してください」「スマートメーター導入前の明確な通知と発生する電波の説明、住民による選択権を確保してください」という２点だ。２０１５年２月〜２０１６年４月の間で５３７０筆を集め、４月１５日、経済産業省に提出した。

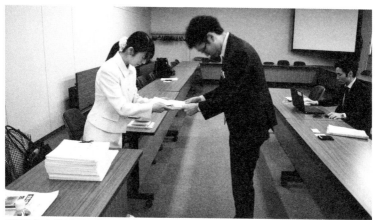

2016年4月15日 「アナログメーターの存続を望む」署名5370筆を経産省に提出した東さん。

■突然、マウスを持つ手がピリピリと痛む

２００１年春、喫煙環境の職場に就職した東さんは、副流煙から咳喘息になった。２００２年冬には受動喫煙症を発症し、同症悪化のため２００６年春、退職した。その後、家族が使ったプラモデルの有機溶剤をきっかけに２００７年４月、MCSに。同月、すぐに大阪市内にある「ふくずみアレルギー科」を受診し、MCSの治療を開始した。

同年５月、今度は禁煙の職場に就職した。結果的に社員の香水に反応し、１カ月で退職することになったが、同社で勤務

中、東さんは電磁放射線にも反応するように。突然、マウスを持つ手がピリピリと痛むようになり、目の奥も痛み出した。パソコンの前に座っているだけで圧迫感がひどく、逃げ出したい衝動に駆られた。携帯電話を耳につけると頭痛がおき、電車に乗ると足の裏が痺れ、レジの前で心臓を鷲掴みにされたような発作も。EHSを発症したのだ。

　さっそくEHSの治療に取り組んだ。８本の歯からアマルガムを除去し、「ごしんじょう（御申鈇）治療」にも通い、２００８年にはEHSの症状も緩和した。出産を経て、２０１４年には現在も勤めているシステム会社に就職した。無線ランを有線ランに変えてもらうなどし、仕事も子育ても充実していた。そんなときに出現したスマートメーターだった。

■常に交渉し続けなくては安全な日常が確保できない

　東さんがEHSになって感じることは、日常生活を送るうえで、「電磁放射線対策のために交渉することが多い」ということだ。スマートメーターからアナログメーターに戻す際には、関西電力や両隣の住民と交渉しなければならず、職場でも無線ランから有線ランに交換してもらうために交渉した。

　さらに、息子が小学校に入学する際にも交渉が必要だった。子どもたちを電磁放射線から守るために、「使用時以外は無線ランの電源オフ」を実現させるために、学校と交渉を重ねなくてはならなかった（拙著『香害から身を守る』参照）。以上のように、自身のEHSだけでも大変なのに、常に周りと交渉し続けなくては安全な日常が確保できないのだ。

　「３Gのころから電磁放射線に反応している」と言う東さん。５Gが普及すれば、未発症者もEHSを発症するのではと危惧する。EHSの辛さを実感しているだけに、「子どもたちにはその辛さを味わわせたくない」と。「欧州のように予防原則があたりまえの世の中になってほしい」と強く訴える。

★東麻衣子さんに学ぶ電磁放射線から身を守る方法

○「アナログメーターの存続を望む会」を設立（２４頁参照）。

○職場の無線ランを有線ランに変えてもらう。

○子どもたちを電磁放射線や化学物質から守るために、常に学校側と交渉する。(拙著『香害から身を守る』３５頁参照)

○「奈良カナリア会」（EHS・MCS 患者・支援者の会）に参加する。

★東麻衣子さんが行っている電磁放射線対策

○メガネを金属フレームから樹脂フレームに変更。
○口の中の上下８本のアマルガムを除去。
○ミネラル補給に「ぬちまーす」「雪塩」などの塩、「コロイドミネラル」を摂る。
○エプソムソルト（硫酸マグネシウム）と重曹を入れて入浴。
○アースを取った「デュープレックス」に静電気防止リストバンドを繋いで就寝。
○電磁放射線に暴露したときは、「ヤロー・エンバイロメンタル・ソリューション」（フラワーエッセンス）を使用。
○パソコン作業中の電磁放射線対策
　PC にアースをとる・静電気防止リストバンドをつける・電磁放射線シールドの帽子とインナーを着用・同シールドクロスでキーボードとマウスを覆う。
○１０GHz まで測定できる測定器を購入（２４頁参照）。
○シールドクロスで洋服を手作りする（２４頁参照）。

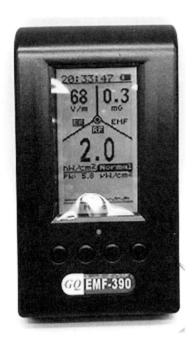

10GHz まで測定できる電磁波測定器
「EMF-390」Advanced GQ EMF-390 Multi-Field, Multi-FunctionEMF Meter and RF Spectrum Power Analyzer電磁界、電界、マイクロ波が測定可能。178g と軽く、持ち運びに便利。Amazon でも販売。
公式 HP
https://www.gqelectronicsllc.com/comersus/store/comersus_viewItem.asp?idProduct=5678&fbclid=IwAR2udP7NbmnkaZrmpF56c1leAPIKRZPkZYk6owhrexODCrrK-_9M9yW5VZk

価格　US$128.00DHL
国際推定レート　US $ 45.00

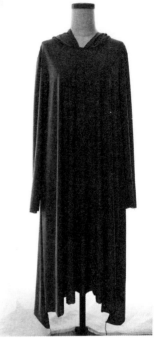

東さんが、YSHIELD のストレッチ生地で作ったフード付きワンピース
https://www.yshield.com/en/yshield-shielding-fabric-silver-elastic-hf-lf-width-160-cm-1-meter_192_1123/?fbclid=IwAR0wzAv4B3m0PM1fqJKu34CrXBDVel__euyRKHt9JdOaZgUKmKm1v-C20n8

40GHz でもしっかり減衰する生地
https://pdf.yshield.com/pdf/db/YSHIELD-SILVERELASTIC-DB.pdf

★「アナログメーターの存続を望む会」の要求項目
①アナログ式電気メーターの提供を継続してください。
②スマートメーター導入前の明確な通知と発生する電波の説明、住民による選択権を確保してください。
★署名活動のお願い
アナログメーターの存続を望む会
スマートメーターはいりません！無線通信機能で健康被害
http://urx.blue/pa1f
現在も change.org で署名活動継続中。

3章

職場・学校を安全に

3-1 議場内の「携帯電話電源オフ」を 求めて裁判

西房美さん

■4度救急車で運ばれ酸素吸入

　1991年から通算5期20年、宇都宮市議会議員を務め、現在、「オンブズ栃木事務局長」を務める西房美さん。彼は、職場環境の改善を求めて裁判を起こした日本初の電磁波過敏症（EHS）患者だ。

　西さんがEHSになったのは2007年。心臓ペースメーカーを装着する手術を受けた直後だ。他の人が近くでメールをすると左胸がズキンズキンと痛んだり、携帯電話基地局が近くにあると胸が痛くなったりした。電磁放射線に曝されると、「頭痛」「耳鳴り」「不眠症」などにも悩まされるようになり、2014年にはEHSと診断された。

　市会議員当時、市議会では他の議員が持ち込んだ携帯電話の電磁放射線に曝露して、「耳鳴り」「頭痛」「喉の渇き」「首筋の異常な凝り」「意識が朦朧とする」などの体調不良を起こした。救急車で運ばれ、酸素吸入を受けたことも4度あった。

■安全配慮義務・健康配慮義務違反で宇都宮市を提訴

　友人2人に依頼して、議長に対し「会議中の携帯電話の電源をオフにする規則制定を求める陳情書」を2010年8月27日付で提出してもらった。また、議員の立場から西さんが、議長に対し同年9月17日付で、傍聴人の守るべき事項に「携帯電話の電源を切ること」を追加してほしいと、「宇都宮市議会傍聴規則の一部改正について（要望）」という要望書を提出した。しかし、いずれも聞き入れられなかった。

　そのため、2015年3月25日、宇都宮市を提訴した。同

市が EHS 患者である西さんに対して、安全配慮義務ないし健康配慮義務があるにもかかわらず、不十分な対応しか行わなかった。結果、市議会の会期中に電磁放射線による「耳鳴り」「頭痛」「意識もうろう」などの症状に苦しんだとし、身体的・精神的損害の賠償として５５０万円及び遅延損害金の支払いを求めたのだ。

　安全配慮義務とは、労働者が安全に働けるよう、使用者は必要な配慮をする義務があるというもの。つまり、宇都宮市は市議である西さんが安全に働けるよう、必要な配慮をする義務があるということだ。

■「障害を『社会モデル』で理解する大切さ」が欠如
　障害者差別解消法（２０１６年施行）には、差別解消のための措置として「不当な差別的取り扱いの禁止」と「合理的配慮の提供」が明記されている。西さんは心臓ペースメーカーを装着している１級の障害手帳をもつ障害者であり、内閣府が認めている EHS という障害をもつ障害者だ。当然、同市から「議場内で携帯電話の電源を切る」などの「合理的配慮」が提供されるべき存在だ。

　しかし、２０１７年１０月１２日、宇都宮地方裁判所は西さんの訴えを棄却した。「体調不良の原因は精神的な不安感」「携帯電話の電磁放射線が体調不良を起こしたという科学的根拠がない」などという理由からだった。

　同年１０月１８日、西さんは直ちに東京高等裁判所に控訴した。しかし、２０１８年４月２６日、控訴は棄却される。同年５月７日、最高裁判所に上告するも、同年１１月１５日、上告は棄却された。西さんの敗訴が確定した。

　裁判の過程で見えてきた課題は、「障害を『社会モデル』でとらえる大切さ」、「EHS の診断基準の確立」、「病名認定の必要性」だった。

ちなみに、「障害の社会モデル」とは、「障害は個人の心身機能の障害と、社会的障壁の相互作用によって創り出されたものであり、社会的障壁を取り除くのは社会の責任である」という考え方だ。

■5G推進による電磁放射線量の爆発的増大を危惧

　帽子の裏にシールドクロスを貼り、シールドクロスのベストを身につけて電磁放射線からの曝露を防いでいる西さん。彼は「反骨一筋」というキャッチフレーズのままに、市職員の闇手当や、議員の議会出席日当などの問題を追及してきた。つまり、職員や議員にとっては目障りな存在なのだ。そのため、「携帯電話の電源オフ」という簡単なことさえ、協力を拒まれてきた。

　一方、市民からの信頼は厚い。生活に困る市民からの相談事は絶えず、ホームレスの生活保護受給にも尽力してきた。

　そんな西さんが今もっとも危惧するのは、5G推進による電磁放射線量の爆発的増大だ。そのことによって、今まで健康であった人もEHSになるのではないかということ。特に、子ど

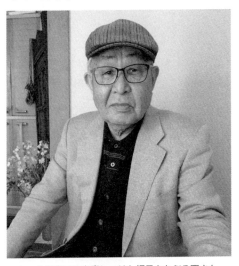

もたちが取り返しのつかない健康被害を受けるのではないかと。一度EHSになると、治すのは容易なことではない。そのことを身をもって知っているからこそ、彼は5Gによるさらなる大気の電磁放射線汚染には断固反対している。

シールドクロスを裏につけた帽子をかぶる西さん

★西房美さんに学ぶ電磁放射線から身を守る方法

○職場（議会）でEHS患者が安全に働けるよう求める。
　会議中、議員や傍聴人の「携帯電話電源オフ」を求める。

○議長に対し陳情書・要望書を出す。
　EHS患者が安心して議会活動できるように、「電源オフ」と
する規則制定や規則の改正を求める。

○泣き寝入りをせず裁判に訴える。最高裁までたたかう。
　「安全配慮義務」「健康配慮義務」違反で市を提訴。

○EHSに関する研究・治療方法の探求を国会議員に求める。
　２０１８年１１月〜２０１９年春にかけて国会議員１００人
を訪問。約７６０万人（人口の６％）がEHSで苦しんでいる
ことを訴え資料を渡す。EHSで苦しむ秘書の存在も明らかに。

★西房美さんが行っている電磁放射線対策

○帽子の裏に電磁放射線シールドクロスを貼る。
○電磁放射線シールドクロスのベストを着用する。
○人前で帽子が被れないときのため（葬式など）、電磁放射線
シールドクロスを貼ったカツラを用意する。
○常に簡易電磁放射線測定器を持参する。
　測定器と電磁放射線シールドクロスの購入先
　住環境測定協会（☎０８２―８９０―１０２３）
　　　　　　　（ファックス　０８２―８９０―１０３３）
○自宅玄関のガラス戸に電磁放射線防止シールを貼る。
○「電源オフ」に理解を示さない団体の集まりには参加しな
い。

3-2　5Ｇになったら外出できるか　とても心配

西山玄くん

■「わけがわからないほどの痛み」とダメージ

　「５Ｇ問題を考える会」（共同代表＝山田征・古庄弘枝）では、「５Ｇ（第５世代移動通信システム）をただちに停止してください」という署名活動を２０１９年８月～２０２０年１月まで行った。８９３５名の署名が集まり、２月２１日、総務省へ届けた。署名では３つの要求項目を掲げたが、その一つが「子どもたちの通学路へ５Ｇを設置しないでください」というものだった（拙著『５Ｇから身を守る』３６、３７頁参照）。

　その署名活動と、「通学路へ５Ｇを設置しないで」という項目を入れるきっかけとなったのが西山玄（仮名）くん（長野県伊那市）の存在だ。彼は化学物質過敏症（MCS）と電磁波過敏症（EHS）を患う小学４年生（２０１９年当時）。毎日、スクールバスに乗って登下校していた。ところが２０１９年４月２３日、いつもの道にもかかわらず強い電磁放射線を感じ、こめかみが激しく痛んだ。その夜、彼は「苦しい、苦しい、死んじゃう、死んじゃう。玄どうなっちゃうの？　どうしよう、どうしよう・・」と、何度か発作が起きたように叫んでいた。

　そのときを振り返って玄くんは、「痛すぎてわけがわからなかった。とにかく苦しかった」「頭に人が乗っているような感じだった」と。ダメージは大きく、立ち上がろうとしてもふらついて叶わず、やっと起きて歩けるようになったのは４日目のことだった。

■５Ｇ基地局の情報公開しない行政

　それ以降、玄くんはスクールバスに乗れなくなった。両親が

迂回路を通って、車で学校まで送迎をするようになった。息子の今までに経験したことのない重篤な健康被害に、母親の沙知（仮名）さんは「もしや、５Ｇの基地局が通学路に取り付けられ、すでに稼働しているのではないか」と危惧した。

市役所に問い合わせた。すると、「４月に（電波の）割り当ては決まりましたが、動いていない。お金がかかりますので」という答え。さらに沙知さんが「プレ稼働したかどうかわかりませんか」と聞くと、「（業者の）行政への報告義務はないのでわかりません」という返答だった。

しかし、政府は５Ｇ推進に向けて、全国にある約２０・８万基の信号機や電信柱に５Ｇの基地局を設置すると閣議決定（２０１９年６月１４日）している。通学路にある信号機や電柱に基地局がとりつけられたら、玄くんが感じたような健康被害を受ける子どもが増えるかもしれない。

そう感じた私たちは、政府に予防原則を求めて「５Ｇストップ」の署名運動を始めたのだ。

２０２０年４月、沙知さんは再び市役所に電話をした。「子どもが電磁放射線に敏感なので、５Ｇの基地局があるところを教えてほしい」と。答えは「国がやっているのでどこにあるのかわからない。国のホームページに載っていないので、おそらく動いていないのではないかと思われます」というものだった。

玄くんは、自分が受けた電磁放射線被害の真実を知ることができないままだ。

■週３回、廊下から授業に参加
玄くんは電磁放射線のない空間ではとても元気だ。元気に走り回り、頭の回転も速く、スキーが大好きな子だ。しかし、電磁放射線の濃い空間では、頭が重く、耳鳴りがし、気持ちが悪くなる。お腹も痛くなり、足が重く、息切れも。

玄くんの過敏症発症は早い。２歳７ヶ月ぐらいのとき、自宅が新築のシックハウスだったことから MCS に。同時期に沙知さんも MCS を発症した。その後、玄くんは沙知さんがテレビをつけたり携帯電話を使ったりすると、痒がったりするように。EHS も発症した。

　そんな玄くんが通う小学校では、すでに無線 LAN が整備され、電子黒板を使った授業も行われている。３年生からはタブレットを使った授業も。しかし、玄くんは電子黒板やタブレットを使った授業のときは参加できない。

　また、教室の床は合板で、気温が上がると化学物質の匂いが揮発する。そのため、MCS でもある玄くんは教室に入れない。廊下から教室の中を覗いて授業に参加する。しかし、登校するのは週に３回、１日おきだ。学校に行くと疲れるからだ。４年生の教室がある２階の無線 LAN は切ってもらえたが、１階と３階では接続したままだ（３４頁参照）。

　MCS・EHS である玄くん・沙知さんの生活は、基本的に電気もガスも使わない。水は井戸水や湧き水。電気を使うのは洗濯物を脱水するときだけだ。

　２０１９年９月、玄くんは県知事と市長宛に手紙を書いた。「５G になったら外出できるか、とても心配。５G になると大好きなスキーができなくなる。スキー場には５G を入れないでください。本当に本当にお願いします」と（３４頁参照）。

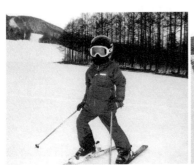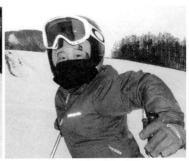

スキーが大好きな玄くん。電磁放射線の少ないところではとても元気だ。

★西山玄・沙知さんに学ぶ電磁放射線から身を守る方法

○市役所に連絡し、５Ｇ基地局の位置情報を確認する。

　５Ｇで健康影響を受ける人間がいることを知らせる。

○知事・市長に手紙を書いて「５Ｇストップ」を訴える。

　EHS の子どもの立場から切実な願いを書く（３４頁参照）

○ EHS の仲間（子どもの母親・友人）と協力関係を保ち、学校の環境（電磁放射線・化学物質）改善に努力する。

　教室のある階の Wi-Fi を切ってもらう。

　運動会などで保護者に「スマホ電源オフ」の協力を得る。

○ MCS・EHS の子どもが教育を受ける権利を諦めない。

　MCS・EHS に関する資料を教師・親に渡し理解を求める。

○学校以外の居場所を確保する。

　「みんなの村」（「フリーキッズ・ヴィレッジ」運営）に参加して、自然の中でとことん遊ぶ（ツリーハウス・川遊びなど）。

★西山玄・沙知さんが行っている電磁放射線対策

○電磁放射線シールドクロスの帽子を着用。

○竹の繊維でできた紐を手首・足首につける。

○ペンダント（電磁放射線よけ）を身につける。

○炭（電磁放射線を抜く）を足の下に置いて授業を受ける。

○電気（洗濯物の脱水の時のみ使用）・ガスを使わない。

○水は井戸水や湧き水を使用する。

○環境悪化で体調が良くないときの避難場所を確保する。

○土の上に寝る。

○裸足になって遊ぶ。

○睡眠中、アースをする。

阿部県知事様

4章

小さな命に目を向ける・「仲間の会」をつくる

4－1　「生存権を奪うな」は人間に害を及ぼされた小さな命たちのセリフ
山城百合子さん

■小さな命が死滅・変質して環境のバランスを崩すのでは

　「５Ｇの展開は、『過ぎたるは猶及ばざるが如し』」。

　「５Ｇの展開で、世の中にある全てのもの（土・水・草・木・山・人・動物・虫・大気など）が、本来もっているはずの機能を損ない、正常に働かなくなっていくのではないか」。

　そう危惧するのは、山城百合子（仮名）さん。

　さらに、次のように警戒心を募らせる。

　「電磁放射線が強すぎると、私たちの生命維持のサポートをしてくれている、目に見えない小さな命たち（例えば土の中にいるバクテリア、植物に存在する酵素、お酢やお酒などを造る蔵の中にいる菌、水の中に存在するものなど）も死滅したり、変質したりして、今以上に環境のバランスを崩すことになるのではないか」。

　２００５年に職場環境の悪化から化学物質過敏症（MCS）と電磁波過敏症（EHS）を発症した山城さんは、２００８年に東京から愛媛県に移住した。２度目の移転先である同県松野町の山間部に家を借り、ほとんど電気を使わない生活を送っている。電気を使うのは洗濯機を使うときと、台所で作業をするとき（２０Ｗの蛍光灯）だけ。基本的にメインブレーカーは電源 OFF だ。そのため月々の電気代は４００円前後。

　料理などはガスで行うが、MCS のため作業は戸外だ。飲み水・調理以外に使う水は、上流にある沢の水をホースで家に引き込んで使っている。通信は、手紙と有線のダイヤル式固定電話のみ。携帯電話もスマートフォンも、EHS のため使えないから使わない。

■センサーシステムの実験で心臓痛

　いかに電磁放射線が体に悪影響を与えるか。それを体験する出来事があった。

　２０１８年６月３０日〜同年１０月半ばまで、山城さん宅から４００ｍくらい離れている斜め前の家に、ある実験器具が設けられていた。シカやイノシシをとる罠にセンサーをつけ、罠にイノシシなどがかかるとセンサーが電磁放射線を飛ばしてセンサー本体に知らせ、そこからさらに猟友会メンバーの携帯電話に電磁放射線を飛ばすという仕組みのものだった。

　「鮮度のいいうちに肉にし、販売したい」という理由から始められたらしい試みだったが、この実験は住民には知らされていなかった。そのため、山城さんは理由がわからないまま、さまざまな体調不良に見舞われた。同年７月上旬から頻繁に内出血が点々と体に表れ、８月になるとぐっと体調は悪化した。

　ちなみにこの８月の体調悪化は、秋になって知ったことだが、６基目の基地局が建ったためだった。

　１０月１１日ぐらいから３、４日ほどは、毎晩、朝まで心臓痛に苦しんだ。実は、１０月１１日からは、その実験器具（センサー本体）がさらに約２００ｍ彼女の家に近いお隣の家に移動されていたのだ。同月１５日、彼女は初めて上記の経緯を知り、自らの体調悪化の原因を知った。

　その後、実験器具とセンサー付罠は役場によって撤去された。しかし、山城さんが気づかなければ、その年いっぱい設置する予定だったという。後日、県と町役場の人たちが彼女の元へ謝罪に訪れた。それは「謝罪ともとれぬ、誠意を感じられない」謝罪だった。

■電磁放射線被曝で白濁した眼球が飛び出した子ネコ

　上記の実験が行われていた期間、山城さんは可愛がっていた子ネコの「チルチル」を実験による電磁放射線被曝によって亡

くした。

　２０１８年６月１８日に生まれたチルチルは、７月に入ると体全体が毎日熱くて冷える暇がなく、右目が内部から腫れてきた（写真①）。

　しだいに体内に籠もった熱が眼球を煮る状態にしていった。やがて、眼球は膨張、白濁。さらには白濁した眼球が前方に飛び出してきた（写真②）。

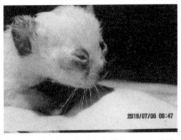

① 2018.6.18 に生まれた子ネコ。右目が内側から腫れてきた。（2018.7.5）

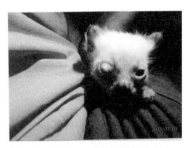

②右の眼球が白く、今にも飛び出しそう（2018.7.9）

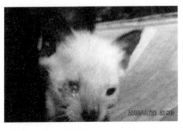

③ついに右の眼球が出てしまった（2018.7.21）

　そして、ついには眼球が目から出てしまった（写真③）。

　９月２１日朝、チルチルは短い命を閉じた。

　もし、実験が行われていなかったら、失われていない命だったかもしれない。山城さんは、「生存権を奪うな」という言葉は、このチルチルのように、人間に害を及ぼされた小さな生きものたちが口にしていいセリフではないかと言う。

　「その存在を意識しにくいほど小さな生き物たち、目に見える生き物たちに助けられて、私たちは生かされている。犠牲にもしている。それを肝に銘じ、その存在をないがしろにせず、気まぐれにではなく思いやれる日常を、当たり前のこととする世の中であってほしい」。山城さんの願う社会だ。

★山城百合子さんに学ぶ電磁放射線から身を守る方法

○身体の変化、身近な命の変化・大気の変化に注意をはらう。電磁放射線環境の悪化に気づいたら原因を追求し、対策を図る。過疎地などでは鳥獣捕獲罠に電磁放射線が使われる場合があるので注意が必要。

○私たちは、「その存在を意識しにくいほど小さな生き物たち」に助けられ、生かされている。その存在を常に思いやる。

○身をもって環境悪化を知らせる「小さな命」に目を向け、異変を目にしたら記録しておく。彼らの姿は近未来の私たちの姿となる可能性がある。

★山城さんが行なっている電磁放射線・化学物質対策

○心地よいと感じる方法でアースし、体内に溜まっている静電気を定期的に放出する。

○電気は最小限に。基本的には終日メインブレーカー OFF。

○飲み水・調理以外は沢の水を利用。

○煮炊き用に海洋深層水、飲み水にはビン入りの無濾過無殺菌炭酸水を利用（現時点で身体が要求しており、同時に身体が心地いいと感じるものを選ぶ。身体が変われば、必要なものも、その種類も質も変わっていく）。

○原始的感覚を研ぎ澄まし、身体の声を聴きながら心身を整えていく。外部の情報に惑わされない。人と比べる必要はない。

○身体の真ん中に上半身（胴体・首・頭）がのるように意識をして骨盤調整を行う。正しい骨格バランス（首・背骨のS字曲線）を意識する。

○息をゆっくりと長く吐いていくように心がける。日課にしている般若心経をひと呼吸のうちにゆっくり長く唱えられるところまで唱えるよう意識していくことで、長息の鍛錬としている。

4-2　この先に起きるであろう未知の問題が心配

猿渡温美さん

■ MCS・EHS 発症者のためのセルフヘルプグループ主催

　化学物質過敏症（MCS）と電磁波過敏症（EHS）発症者自身によって運営されている、発症者のためのセルフヘルプグループがある。「CS 和の会〜化学物質過敏症の仲間たち〜」（以下「和の会」）だ。主催するのは、神奈川県に住む猿渡温美さん。２００７年から活動を始め、すでに１３年目（２０２０年現在）を迎えている。

　会は MCS 発症者の会だが、会員の半数以上は EHS も併せもっている。そのため、実質的には MCS・EHS 発症者のためのセルフヘルプグループとなっている。

　定例会は基本的に月に１回開催。参加条件は MCS と EHS の発症者本人。参加費は無料。参加の際は録音や撮影は禁止、なかで話された個人的なことを外部に漏らすことも禁止だ。そのため、参加者は安心して話すことができる。発症者ならではの情報や生活の知恵・工夫を伝えあい、悩みなどを話しあう。参加者は毎回、約１０人。これまでの延べ参加人数は１０００人を超えている。

■低周波音で不眠や頭痛などの健康被害も

　参加者が会場へ入室の際は、携帯電話やスマートフォン（以下、スマホ）など通信機器の電源はオフだ。会場の照明も蛍光灯なので、電源を切る。参加者のなかにはスマホを利用している人もいるが、普段は電源をオフにして、必要なときだけ電源を入れる人が多い。

　しかし、参加できるのは、電車等で移動できる人に限られ

る。本当に重症な人は連絡を取りあうことすら難しい。インターネットはもちろん、携帯電話やスマホなどでの通信はできない。何の機能もないシンプルな電話も使えず、ファックスのみ、郵便だけという人もいる。自分の置かれた状況を周囲に伝えることができず、「ひっそりと暮らしている人が多い」という（44頁参照）。

MCSのみだった人が、少し回復してきたころ

CS和の会　リーフレット（2019.5.21）

EHSを発症することも少なからずある。重症になると光過敏や音過敏になることも。

また、化学物質過敏と電磁放射線過敏がある人のなかには、低周波音過敏を発症する人もいる。近隣の自然冷媒ヒートポンプ給湯器（以下、エコキュート）の室外機から出る低周波音で「不眠」や「頭痛」、「動悸」などの症状が出るのだ。エコキュートは深夜に稼働する。また気温が低いときは稼働時間も長く、音も大きい。真冬の深夜に自宅にいられず、避難生活をしている人もいる。

騒音を測定しても「参照値（環境省発表）に満たないから問題ないはず」と言われて泣き寝入りさせられている人が多い。「満たない」ということと「安全」ということはまったく違うのに、予防原則をとらない国の姿勢が、低周波音被害者を増やしている。

■外出は「１６年目のポンコツ車」で行ける所だけ

　現在はパソコンを使い、携帯電話からメール（携帯電話は使えない）もする猿渡さんだが、いちばん症状が重かったときは、固定電話が近くにあるだけでも辛く、電話線を抜いていた。パソコンや携帯電話は電源を入れただけで息ができないほどの痛みを感じ、まったく使えなかった。

　彼女は、２００１年に行なった自宅の外装工事が発端で、翌年に MCS と EHS をほぼ同時に発症した。何年もかけて現在の状態まで体調を回復させたが、それは細心の注意を払って、化学物質や電磁放射線への暴露を避けてきた結果だ。今でもパソコンや電話、プリンターなどは無線ではなく有線で使い、スマホは使わない。夜寝るときには、どうしても切れないドアホンや冷蔵庫などを残して大半のブレーカーを落とす。トイレに起きるときは懐中電灯持参だ。

　食べ物は無農薬のもの。衣類は化学合成品のものをできるだけ避け、洗濯は石鹸や重曹系の洗剤で行う。外出したときには、たとえ近所であっても、帰宅後は石鹸で全身を洗い流してから部屋着に着替える。家族にも同じようにしてもらう。

　数年前までは注意を払えば電車に乗れていた猿渡さんだが、最近は、頭の近くでスマホを使われると頭がグラグラし、朦朧としてくる。そのため、電車に乗れなくなった。外出は「１６年目のポンコツ車」で行ける所だけだ。５Ｇの導入が進むと、街のどこに行っても電磁放射線から逃れられなくなる。「ますます外出が困難になるだろうと非常に不安を感じている」と。

　そして、言う。「私たち発症者は電磁放射線の怖さや、多少なりとも避け方を知っているが、何も知らずに電磁放射線を浴び続けている人たち、特に小さい子どもや胎児のことを考えると、この先に起きるであろう未知の問題が本当に心配」、と。

★猿渡温美さんに学ぶ電磁放射線から身を守る方法

○定例会（月１回）、おしゃべり会（随時）を開催。
　発症者ならではの情報、生活の知恵・工夫を伝えあい、悩みなどを話しあう。

○緩やかにつながる会を長年（１３年）にわたり続ける。

○ホームページ「CS 和の会〜化学物質過敏症の仲間たち〜」を運営。さまざまな情報を会員に提供する。

★猿渡温美さんが行なっている電磁放射線・化学物質対策

○外部でつけてきた匂い（化学物質）を室内に持ち込まない。外から帰宅したときには、石鹸で全身を洗い流してから部屋着に着替える。家族も同様に。

○電話、パソコン、プリンターは有線で。スマホは使わない。

○夜、寝るときには大半のブレーカーを落とす。

○外出は安全な「１６年目のポンコツ車」で行ける所だけ。

○食べ物は無農薬のもの、添加物のないものを摂る。

○衣類は化学合成のものを避ける。

○洗濯は石鹸や重曹系のものを使う。

『CS和の会』仲間の「５Gストップ」＆電磁放射線対策
「人と連絡をとりあうのさえ難しい」現実
新井まゆみさん

■通信手段はファックスと郵便のみ

　２０年以上前に電磁波過敏症（EHS）を発症した新井まゆみ（仮名）さんは、乗り物全てに反応するため、電車にもバスにも車にも乗れない。その後、化学物質過敏症（MCS）も発症。

　電話、携帯電話・スマホ、パソコンが使えないため、人との連絡はファックスか郵便のみ。しかし、最近はファックスをもたない人が増えたため、郵便でやりとりできる限られた人としか交流がない。唯一の情報はラジオからだ。

　独身で一人暮らし。８０代の母が近くに、姉夫婦が同じ市内に暮らしているが、母のマンションは電磁放射線状況が良くないため、居られるのは約１時間のみ。姉はファックスもないので普段から連絡がとりづらい。困るのは、近隣住民のエアコン室外機、給湯器などからの低周波音だ。外部からの音は消せないので、体調悪化に苦しんでいる。

　そんな生活をおくっている新井さんにとって、５Gによる電磁放射線環境の悪化は「考えただけで恐ろしい」。「逃げ場がなくなる」と、「絶対反対だ」。

★新井まゆみさんの電磁放射線対策

○家電を「使わない」、「離れる」（洗濯機・冷蔵庫）。
○スマートメーターをアナログメーターに戻してもらう。
○MCSの診断書を出してもらい、障害年金を受給する。
○鍼の往診治療、買い物サポートを週１回受ける。
○塩を入れた足湯をよくする。

『CS和の会』仲間の「５Gストップ」＆電磁放射線対策
基地局の近くで激しい動悸と呼吸困難に
大空沙羅さん

■冷蔵庫の側にいるだけで身体が痛い

　職場の史料編集室で、古い資料の整理や史誌の編集をしていた大空沙羅（仮名）さんが化学物質過敏症（MCS）を発症したのは２０１４年３月。江戸期の古文書を段ボール箱で３０箱ほど、虫をとるために燻蒸薬剤処理をした直後、死んだ虫をとる作業を行ったのが原因だった。

　その後、坂道を転げ落ちるように症状が悪化し、５月にはほとんど起きあがれないほどに。仕事を続けることができなくなった。８月には、電磁波過敏症（EHS）も発症した。

　EHSになったばかりのころは、冷蔵庫の側にいるだけで身体が痛く、部屋のどこにも居場所がなくなった。MCSも苦しいため、高校のグランドの側のベンチで仮眠をとっていた。

　「冷蔵庫が痛いから玄関のそばに置く」などと叔母に話していたら、距離を置かれるように。そのため以降は、友人や知人にはEHSのことは話さないようにしている。あるとき、入り口に基地局のあるデパートで動悸と呼吸困難に陥った。５Gになったら、現時点よりもっと身近でいたるところから電磁放射線を浴びるようになる。絶対にやめてほしいと願っている。

★大空沙羅さんの電磁放射線対策

○家電は電磁放射線暴露の少ないものに交換またはシールド。
○抗酸化食材、ビタミンB12（発がん物質を防ぐ）を摂る。
○毎日、運動する（筋力の低下防止）。
○基地局に近づかない。電磁放射線防止・軽減グッズ利用。
○ローズマリーを観察。室外では奇形（葉が二股に）発生。

東麻衣子さんに学ぶ
携帯電話基地局からの電磁放射線を防ぐ方法

①電磁放射線を防ぐシールド生地（スイスシールドナチュレ）でカーテンを作成する。生地の端を縫い、カーテンクリップでとめるだけ。シールドカーテンを買うより安価。
②網戸と窓の両方にアルミメッシュの金網を取り付ける。窓に取り付けるアルミメッシュはアルミテープで固定。シールドカーテンよりかなり安価で対策可能。

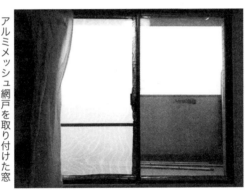

アルミメッシュ網戸を取り付けた窓

★**計測結果**（高周波測定器「ギガヘルツソリューションズ HF 35C」使用）

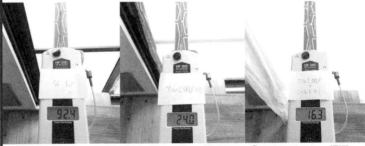

①電磁波シールドなし　②アルミメッシュ網戸のみ　③アルミメッシュ網戸＋シールドカーテン

92・4μw/㎡　　　　24μw/㎡　　　　16・3μw/㎡
(0・00924μw/c㎡)　(0・0024μw/c㎡)　(0・00163μw/c㎡)

電磁放射線測定の動画
https://photos.app.goo.gl/yFhNeVPNjsjHKdWL6

5章

安全な居場所をつくる

5-1 安全に暮らせるわずかなオアシスを 奪わないで
宇野佐和子さん

■他人の楽しみのためにダメージを受ける体

「他人の、どうしても必要な命に関わることではなく、ゲームやアプリ、動画などの楽しみのために、私の体はダメージを受け、人生も台無しになっていくのかという絶望。そして、その絶望が決して伝わらない悲劇」。

「1970年以前のような電磁放射線のない環境なら、元気になって普通に生きていくことができるのにと、強く嚙み締めた唇から何度血が出たことか」

そう語るのは宇野佐和子（仮名）さん。電磁波過敏症（EHS）・化学物質過敏症（MCS）患者である彼女は、電磁放射線に曝露すると、右目と右頭部に痛みを感じ、口腔内が腫れて膿がたまる。激痛と圧迫感に苛まれる。そして、それらの症状は周りの人々が使う Wi-Fi によって影響が大きく出るのだ。

ある大手家電屋で買い物中、Wi-Fi の電磁放射線に曝露し、みるみるうちに右目がへこんでいった。驚いた定員がパニックになり、救急車を呼ぼうかという騒ぎになったことがあった。また、電車に乗っているとき、周りの人が使うスマートフォン（以下、スマホ）の電磁放射線で右目がへこみ、痙攣したこともあった。乗車中、数分間 Wi-Fi の電磁放射線のなかに居ただけで、翌日は寝たきりになり、立てないことも。電車のなかでは、スマホを使っている人に囲まれるのが一番辛いと言う。

■5G 時代は EHS 患者にとって死刑宣告のよう

「国や世界の進化・発展が進み、それに適応できない私たち EHS 患者は、絶滅した動物たちのように滅んでしまうのでしょ

うか。これからの５G時代はEHS患者にとって死刑宣告のようで、とても怖い」と、宇野さん。

　５Gが展開されたら、身体的ダメージが今以上に重篤になるのは自明の理だ。EHS患者が回復していくのは、唯一、電磁放射線がないか、薄い場所。「その安全に暮らせるわずかなオアシスを奪わないでほしい」。それが、彼女の５Gに反対する理由だ。

　１０歳のとき小児がんを患い、１４歳になるまで手術・抗がん剤・放射線治療と闘病生活を行ってきた宇野さん。１６歳になったころ、がんは完治しなかったものの、病院からは解放され、やっと自分のペースで日常生活が送れるようになった。その後、がんは投薬を止めると自己治癒して完治した。

　２０代は東京で本や雑誌を舞台にイラストレーターとして活躍した。しかし、しだいに本が売れない時代になり、アプリのイラスト注文などが増え、インターネットを介した仕事が増えてきた。パソコンを使うと頭がボーとし、体もだるく感じるように。体調不良で継続できそうになく、イラストの仕事は辞めた。

　３０代を過ぎたころ、環境中の電磁放射線が増えたせいで、東京の自宅にいると体の痛みとこわばりがひどく、一時は半寝たきり・半車椅子生活に。ついに、自宅を出ざるを得なくなり、埼玉県に避難した。現在は、MCSの人が住んでいる一軒家をルームシェアして暮らしている。

■大事なのは自分で対策ができ、身を守る術を知ること

　宇野さんがEHSを改善するために行っていることは、「徹底したアーシング」「高周波を防げるだけ防ぐ」「体の歪みを治して姿勢を正しく整える」の３つだ。

　家中の家電にアースを取り、ガソリン車にもアースをつける。寝るときには冷蔵庫を残して全てのブレーカーを落とす。

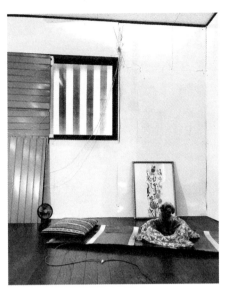

宇野さんのシェルター（寝室）。ガルバリウム鋼板を壁に打ちつけた部屋（アースは一枚につき2カ所とり、直に土に埋める）。敷物は自作のアース板（銅板）マット。マットの上にいるのは愛犬「ルル」

そして、家電で帯電したなと思ったら、自作のアース銅板でアーシングしたり、水に手足をつけてアーシングしたり、庭の土の上で素足になりアーシングしたりする。さらに、生体電流整流器であるCS60という特殊な器具を使って、体内に溜まった静電気を引き抜いたり、「ごしんじょう（御申鈫）」という金の棒で体を擦り、生命エネルギーを正しくしたりする。帯電しないために、銀歯は全て取り外し、同時に、体の歪みを整える噛み合わせ治療もする。夜はシェルターの中で寝る。シェルターはアースをとったガルバリウム鋼板を寝室の壁に貼り付けて自作した。高周波を遮断して、寝ている間に体の回復をはかるためだ。

　今、宇野さんは埼玉の避難場所を、EHSやMCSの人たちが元気になれる場所にしたいと動き始めている。長年、彼女自身がEHSの症状に苦しみ、一人でたたかい続け、孤独だったからだ。そこでは、勉強会をしたり、自然療法をしたり、自然食を食べながらのお話会やお茶会をしたりする予定だ。

　「EHSになると長い長いたたかいの日々。人生、変わります。病院では解決しませんでした。大事なのは自分で対策ができて、身を守る術を知ること。自分で手当て法を学び、日々回復していけるようになること。それが、この日本でEHS患者の生きのびるカギになると、身をもって感じています」。

★宇野佐和子さんに学ぶ電磁放射線から身を守る方法

○「自分で対策ができ、身を守る術を知ること」が重要。

　自ら手当て法を学び、日々回復していけるようにすることが「日本でEHS患者が生き延びるカギ」と認識する。

○ EHSやMCSの人たちが「元気になれる場所」を作る。

　勉強会、自然療法の実践、自然食を食べながらのお話会やお茶会などができる場所。

○ EHS改善のために「徹底したアーシング」をする。

　家中の家電にアースをとる。ガソリン車にもアースをつける。自作のアース銅板でアーシング。水に手足をつけてアーシング。庭の土の上で素足になりアーシング。砂浴でアーシング。

★宇野佐和子さんが行なっている電磁放射線対策

○高周波を防げるだけ防ぐ。
○体の歪みを治して姿勢を正しく整える。
○寝るときには冷蔵庫を残して全てのブレーカーを落とす。
○家電で帯電したときは、生体電流整流器のCS60を使って、体内に溜まった静電気を引き抜く。
○「ごしんじょう」療法で生命エネルギーを正しくする。
○帯電しないように銀歯は全て取り外す。

　体の歪みを整える噛み合わせ治療もする。
○夜はシェルターの中で寝る。

　シェルターはアースをとったガルバリウム鋼板を寝室の壁に貼り付けて自作。

5-2　電磁波過敏症・化学物質過敏症患者のための環境村をつくりたい
小林惠利子さん

■電磁放射線も化学物質もほとんどない別荘地

　２０１２年４月から奈良県宇陀郡御杖村にある別荘地に住む小林惠利子さん。彼女は電磁波過敏症（EHS）や化学物質過敏症（MCS）の人へ、同地への移住を積極的に勧めている。同地に EHS・MCS の人たちが集まって暮らす、電磁放射線も化学物質もほとんどない環境村を作りたいと思っているからだ。

　別荘地内には約１５０棟の別荘があるが、定住者がいるのは約１５棟。使われているのは約５０棟だ。定住者が少ないので、MCS の人にとっては近隣からの香害に悩まされることもないし、田畑がないので農薬で苦しむ心配もない。

　また、別荘内に電磁放射線の汚染源となる携帯電話基地局はない。スマートメーター（電気使用量を無線で送信する電力検針器）に関しても、別荘周辺に取り付けられた３１台のスマートメーターは、小林さんの尽力でアナログ式電力計測器に交換、または撤去されている。電磁放射線が他地域に比べてとても少ないため、EHS の人にとっても安全な地域になっている。

　環境村の実現に向けて労力を惜しまない彼女は、別荘に空きが出れば、電磁放射線問題に取り組む市民団体に連絡して情報を全国に流してもらう。別荘を見たいという人がいれば、見学への対応をする。体験宿泊をしたいという人がいれば、その労をとることも厭わない。現在は、別荘の高すぎる年間管理料を安くするため、別荘の持ち主に呼びかけて管理会社と交渉中だ。

■銀行の ATM の前に立つだけで倒れるように

　「こんな田舎にいるのに、毎日、とても忙しい」と笑う小林

さんだが、彼女自身とても重篤な EHS・MCS 患者だ。携帯電話やスマートフォンはもちろん、固定の電話も使えないため、外部との通信は基本的にファックスのみだ。

　小林さんが自覚しないままに EHS への道を歩み始めたのは３０代のころ。当時、彼女は大手生命保険会社の営業部で働き、シングルマザーとして息子を育てながら、常に売り上げ上位を保つ「企業戦士」として働いていた。

　３１歳のとき大阪で分譲マンションを購入した。そのマンションには２６年間住んでいたが、住宅の真下に変電設備があることを知らなかった。２６年間、変電設備から出る低周波を浴び続けたのだ。５年後には強力な痒みを伴う皮膚炎のような症状が、１０年後にはめまいや心臓痛の症状が出始め、２０年後には突発性難聴や副鼻腔炎も発症した。

　「異変」を感じ始めたのは２００６年。ある夏の朝、同僚４０人がいっせいにパソコンに電源を入れ携帯電話を使い始めたとき、彼女は倒れた。同年１０月には仕事中に心臓発作を起こして病院に運ばれた。同年１２月には車を運転中、テレビ局や基地局が集中した交差点で「頭の締め付け」「左半身の痺れ」「体の硬直」から運転できなくなった。停車して動けなくなっているところを消防士に発見され、救急車で病院に運ばれた。

　２００８年には、銀行の ATM の前に立つだけで倒れるように。すでに重篤な EHS 患者になっていた。その後、MCS も発症する。２００９年２月に職場を去ってからは、電磁放射線難民として「電磁放射線のない場所」探しが始まった。

■5G はまさに生存を脅かすもの
　福島県、小豆島、佐賀県と彷徨った後、やっと辿り着いたのが福島県南会津町の「あらかい健康キャンプ村」だった。２０１０年９月、小林さんはやっと電磁放射線防御のシールドクロスなしで生活できるようになった。

電磁放射線・化学物質のない環境のなか、無農薬の玄米菜食を食べ、散歩に励む療養生活で体力を回復した（詳しくは拙著『あらかい健康キャンプ村—日本初、化学物質・電磁波過敏症避難施設の誕生』新水社刊・参照）。

　２００７年に開村した同村は、日本で初めて行政が運営する町営の転地療養施設だ（２０２０年度内閉鎖予定）。そこで約１年間過ごした後、終の住処を求めて近畿一円約８０カ所の役場へファックスを送った。返信があったのは４件のみ。うち、いちばん早く返信をくれたのが御杖村だった。

　現在、小林さんは長年手を入れ暮らしてきた自分の別荘はEHS・MCS患者に貸し、携帯圏外の場所に家を建てて住んでいる。外出の際は、シールドクロスを内部に貼ったボックス付軽トラックを利用。運転は夫や友人に頼んでいる。５Ｇが展開されたら、高速道路を通るのは無理になり、スマホを持つ客がいる店内での買い物も食事もできなくなると危惧する。

　毎晩、専用のアース場でアースをしてからでないと眠れないほどEHSの重い小林さんにとって、５Ｇはまさに生存を脅かすものだ。EHS・MCS患者が生存権を主張するためにも、環境村の設立に力を注いでいる。

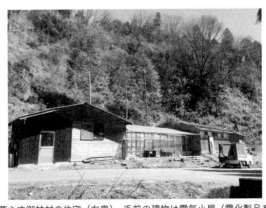

小林さんが暮らす御杖村の住宅（右奥）。手前の建物は電気小屋（電化製品をまとめて置いている）。中間のビニールハウスは両建物をつなぐ通路的なもの。

小林惠理子さんの連絡先　FAXのみ　0745-95-2078

★小林惠利子さんに学ぶ電磁放射線から身を守る方法

○自分の住める場所を徹底して探す。

　近畿一円（兵庫・京都・滋賀・奈良）約８０箇所の役場へ、「住める場所」を求めてファックスする。

　「電磁波過敏症を患っている」ことを伝えたうえで、「携帯電話が圏外になるところ。できるだけ電磁放射線の届かない場所を探している」ことを伝える。

○仲間を募って環境村を作る。

　電磁波過敏症・化学物質過敏症の人が住める家があれば、その情報を市民団体などを通して伝え、仲間を増やす。

　自ら家を購入・確保し、貸すことも。

○居場所を徹底的に電磁放射線から守る。

　電磁波過敏症・化学物質過敏症の人が安心して暮らせるように周辺のスマートメーター（計３１台）を自ら交渉して、アナログメーターに交換または撤去する。

★小林惠利子さんが行なっている電磁放射線対策

○車に電磁放射線対策を施す。

　外出を諦めないために、乗れる車種（オートマよりマニュアル車）を探し、車の内部に電磁放射線対策（シールドクロスで外からの電磁放射線を防ぐ）。

○住居を無通電にし、電気小屋を作り、そこにまとめて電化製品を置く。

　家電からの被曝を避けるため、住居に電化製品を置かない。

○専用のアース場所（砂を入れる）を作って毎日アースする。

　できれば室内にアース場を作る。

「スーパーシティ構想」とは何か

　２０２０年５月２７日、「国家戦略特別区域法の一部を改正する法律案」（「スーパーシティ法案」）が、コロナ禍のさなか参院本会議で可決、成立した。この法案は「スーパーシティ構想」の実現をめざすための法律だ。

■最先端の「丸ごと未来都市」を複数規制同時緩和で

　「スーパーシティ構想」とは、「人工知能（AI）やビッグデータ、情報通信技術（ICT）を活用して、最先端の『丸ごと未来都市』を、複数の規制を同時に緩和して実現しよう」というものだ。全国で５カ所程度の地域を特区に指定する方針で、年内の決定をめざすという。

　特区になる条件は、10項目（①移動　②物流　③支払い　④行政　⑤医療・介護　⑥教育　⑦エネルギー・水　⑧環境・ゴミ　⑨防犯　⑩防災・安全）のうち５個以上のサービスを広くカバーすること。すでに56の自治体が内閣府にアイデアを寄せている（57頁参照）。スマホ決済、自動運転車、ウエアラブル端末、ドローンなど電磁放射線を多用するものばかりで、5Gは欠かせない技術となっている。

■監視社会のディストピア（暗黒郷）とならないために

　懸念されるのは、電磁放射線被曝量の増大とともに、個人情報の流出、超監視社会の到来だ。

　すでに、スペインのバルセロナ、韓国のソンド、インド、ドバイ、シンガポール、中国の杭州などで都市のスマート化（IT化）は進んでいる。しかし、住民が猛反発したために、計画が頓挫した都市も。カナダのトロントで、２０２０年５月、事業主体であったグーグル系企業が撤退を表明したのだ。

　住まいや職場のある自治体が特区に立候補しないように目を光らせておく必要がある。

スーパーシティ構想のアイデアに応募した自治体等

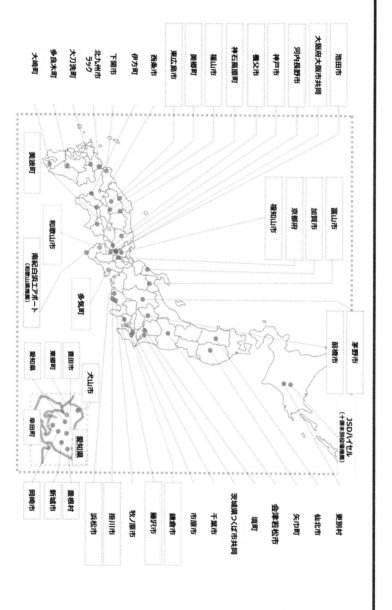

池田市
大阪府大阪市共同
河内長野市
神戸市
養父市
神石高原町
福山市
美濃町
東広島市
西条市
伊方町
下関市
北九州市（フタツ）
大刀洗市
多気大町
大島町

富山市
加賀市
京都府
福知山市

美浜町

和歌山市

多気町

南紀白浜エアポート
（和歌山県提案）

大山市

豊田市
東郷町
愛知県

幸田町

愛知県

茅野市
前橋市

JSDバイセル
（十勝太別町提案）

更別村
仙北市
矢巾町
境町
会津若松市
茨城県つくば市共同
千葉市
市原市
鎌倉市
藤沢市
牧ノ原市
掛川市
浜松市
磐田市
豊根村
新城市
岡崎市

（内閣府地方創生推進事務局「『スーパーシティ』構想について」2020年10月）

知ることは力です③
5Gをめぐる世界の動き──「停止」「延期」の国・地域

★国
- ○スイス 「一時停止」（２０２０年１月）
- ○ナイジェリア 「一時停止」（２０２０年４月）
- ○パプアニューギニア 「一時停止」（２０２０年１月）
- ○ウクライナ 「導入禁止」（２０２０年７月）
- ○スロベニア 「一時停止」（２０２０年１月）のち開始（７月）

★地方政府・自治体
- ○ベルギー ブリュッセル 「一時停止」（２０１９年３月）
- ○イタリア ６００の自治体 「停止」（２０１９年３月〜）
- ○イギリス 地方議会（デボンシャー、シェプトンマレット、サマセット、フロム、トットネス、ウェルズ、グラストンベリー、トラフォード）「停止」、ランプター「拒否」（２０１９年１１月）
- ○フランス コルシカ島 「停止」（２０２０年３月）
- ○アイルランド ２６県のうち６県が「停止するための投票」
- ○ドイツ バート・ヴィーゼ町 「設置を認めない」（２０１９年１１月）
- ○オーストラリア バイロン・シャイア・カウンシル 「一時停止を可決」（２０２０年３月）
- ○ギリシャ カラマタ市議会 「5G試行プログラムを継続しない」（２０１９年１１月）

◆アメリカ内の取り組み
- ○「停止」を決議
ハワイ郡議会（２０２０年７月）、ジョージア州サンディスプリングス市（２０２０年４月）、ニューハンプシャー州キーン市（２０２０年３月）、カリフォルニア州サンタバーバラ（２０２０年３月）
- ○「スモールセル＆5G」「スモールセル」「5G」を制限
カリフォルニア州ロスアルトス、同州ペタルマ、同州フェアファックスとミルバレー、サンディエゴ郡、オハイオ州メイソン、マサチューセッツ州バーリント、バトンルージュ、
- ○学校・家庭の近くへのアンテナ設置を制限する条例制定
カリフォルニア州ロスアルトス、サンディエゴ郡
- ○州法を制定
ニューハンプシャー州、バーモント州、ルイジアナ州、オレゴン州
- ○州法を提案
ニューヨーク州議会、ハワイ州議会、モンタナ州、
- ○5Gとスモールセルに関する決議
フロリダ州ウィルトン・マナーズ議会、フロリダ州クリアウォーター市、フロリダ州ヒルズボロビーチ町、インディアナ州カーメル、フロリダ州ハランデールビーチ市、オレゴン州ポートランド市議会、ウィスコンシン州グリーンデール村

詳しくは、『電磁波研会報』（電磁波問題市民研究会発行）１２６号（２０２０年９月２９日）を参照

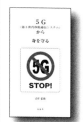

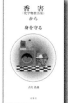

── 書籍の注文は鳥影社まで ──

- ・FAX　0120-586-771（24 時間受付）
- ・TEL　03-5948-6470
- ・Mail: order@choeisha.com

〈著者紹介〉

古庄弘枝（こしょう　ひろえ）

大分県・国東半島生まれ。ノンフィクションライター。
著書に以下のものがある。
『5G（第 5 世代移動通信システム）から身を守る』
『スマホ汚染　新型複合汚染の真実！』（鳥影社）
『スマホ汚染（電磁放射線被曝）から赤ちゃん・子どもを守る』（鳥影社）
『マイクロカプセル香害──柔軟剤・消臭剤による痛みと哀しみ』（ジャパンマシニスト社）
『香害（化学物質汚染）から身を守る』（鳥影社）
『携帯電話亡国論　携帯電話基地局の電磁波「健康」汚染』（藤原書店）
『あらかい健康キャンプ村──日本初、化学物質・電磁波過敏症避難施設の誕生』（新水社）
『見えない汚染「電磁波」から身を守る』（講談社＋α新書）
『沢田マンション物語──2 人で作った夢の城』（講談社＋α文庫）
『モー革命──山地酪農で「無農薬牛乳」をつくる』（教育史料出版会）
『どくふれん（独身婦人連盟）──元祖「シングル」を生きた女たち』（ジュリアン）
『彼女はなぜ成功したのか』（はまの出版）
『就職できない時代の仕事の作り方』（はまの出版）
『「わたし」が選んだ 50 の仕事』（亜紀書房）
『女たちのロングライフ物語　老人ホームではなく大家族をつくる』（鳥影社）

5Gストップ！
電磁波過敏症患者たちの訴え
＆
彼らに学ぶ
電磁放射線から身を守る方法

定価（本体 500 円＋税）

乱丁・落丁はお取り替えします。

2020年12月 4日初版第1刷印刷
2020年12月10日初版第1刷発行
著　者　古庄弘枝
発行者　百瀬精一
発行所　鳥影社（www.choeisha.com）
〒160-0023　東京都新宿区西新宿3-5-12トーカン新宿7
電話 03(5948)6470, FAX 03(5948)6471
〒392-0012　長野県諏訪市四賀229-1(本社・編集室)
電話 0266(53)2903, FAX 0266(58)6771
印刷・製本　鳥影社印刷部
© Hiroe Kosho 2020 printed in Japan
ISBN978-4-86265-850-0　C0030